La Mécanothérapie

Dans le Nouvel

Établissement Thermal

De Vichy

Par le Dr

Ch. VERMEULEN (de Vichy)

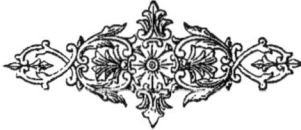

PARIS

Institut International de Bibliographie Scientifique de Paris

93, Boulevard Saint-Germain, VI

—

1903

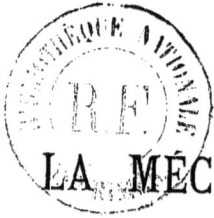

LA MÉCANOTHÉRAPIE A VICHY

La Mécanothérapie

DANS LE NOUVEL

Établissement Thermal

De Vichy

Par le Dr

Ch. VERMEULEN (de Vichy)

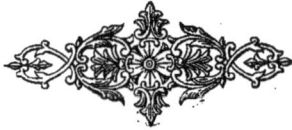

PARIS

Institut International de Bibliographie Scientifique de Paris

93, Boulevard Saint-Germain, VI

—

1903

LA MÉCANCTHÉRAPIE

DANS LE

Nouvel Établissement thermal

DE VICHY

La Compagnie Fermière de l'Etat fait construire à Vichy un nouvel établissement thermal de première classe, lequel sera complètement terminé pour la saison 1903.

Aucune station thermale ne compte un aussi grand nombre de malades que Vichy, et la Compagnie Fermière, avec la conscience de la grande responsabilité qui lui incombe, a créé un véritable *Palais*, dans lequel tous les éléments de la médication par les agents naturels se trouveront réunis. La direction de ce vaste ensemble est confiée à la haute compétence de notre très distingué confrère, M. le Dr Lejeune.

Déjà, cette année, un premier service, celui de la MÉCANOTHÉRAPIE, a pu fonctionner.

Dans un vaste hall, situé au centre de l'Etablissement, sont installés les appareils Zander. De plus, diverses salles annexes sont réservées au traitement manuel et au massage.

La cure de Vichy est très fréquemment complétée par un traitement externe, adjuvant de la médication ; la Mécanothérapie est l'un des éléments de ce traitement et les médecins de Vichy, pendant cette première saison, ont déjà conseillé à près de cinq cents de leurs malades cette bienfaisante médication.

Quoiqu'il n'existe aucune installation thermale pourvue d'un outillage aussi riche et aussi complet que celui de Vichy, il ne s'agit pas là d'une méthode nouvelle. En Allemagne, en Autriche et en Italie, la Mécanothérapie fait partie de l'enseignement officiel ; et, dans ces pays, on ne trouve presqu'aucune ville importante, aucun centre industriel, aucune station thermale où elle ne soit installée.

Nous n'avons plus le droit en France d'ignorer cette médication, dont les indications sont précises, bien définies, et contrôlées par des résultats indiscutables. Un jour, je reçus à Vichy la visite d'un homme éminent, bien connu par ses travaux scientifiques, et très versé dans les choses de la Biologie. Il me déclara que cette installation l'étonnait beaucoup. Il me semble que j'avais vraiment le droit de lui répondre que j'étais plus étonné que lui...

Et quand j'eus démontré à ce savant visiteur que la Mécanothérapie était une médication fonctionnelle, dont les éléments, mouvements actifs et passifs, sont empruntés aux fonctions physiologiques de la vie ellemême et qu'elle trouvait ses indications les plus rationnelles dans les troubles fonctionnels de la locomotion de l'innervation, de la nutrition et de la circulation, notre étonnement mutuel n'en fut pas amoindri.

Cette médication lui était absolument inconnue, alors que, depuis si longtemps, elle est appliquée suivant des indications précises et fournit des résultats incontestables.

Cependant, aucun étranger n'ignore les travaux des illustres maîtres qui ont fait connaître le génie français au monde ; je puis même ajouter que l'étranger est parfaitement renseigné sur les travaux des Français contemporains. Par contre, beaucoup seront peut-être surpris, en France, d'apprendre que c'est un médecin suédois, Zander, qui a conçu l'idée de la Mécanothérapie et qui ose prétendre, et cela avec un juste orgueil, que la Suède ne redoit rien à la science, puisqu'elle est le berceau de la Gymnastique médicale !

* *

Nous résumerons brièvement, d'abord, les principes et les procédés de la Mécanothérapie, ses indications et ses résultats, et étudierons plus amplement la place qu'occupe cette médication dans le traitement externe des maladies qui relèvent de la cure thermale de Vichy.

La Mécanothérapie est l'art d'appliquer avec méthode, autant à l'hygiène qu'à la thérapeutique, les exercices et les mouvements corporels. Son arsenal se compose d'un ensemble d'appareils de précision, qui permettent de localiser, de fractionner, et de doser le travail musculaire, de préciser la forme et l'amplitude des mouvements.

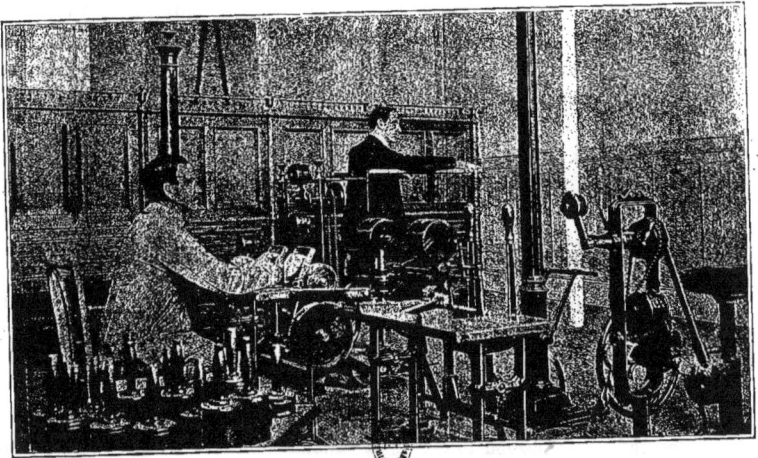

MOUVEMENTS ACTIFS.
Appareils mis en mouvements par le sujet lui-même.

Lorsque l'on procède à une étude analytique des mouvements naturels du corps, on distingue d'abord le mouvement volontaire, intentionnel, appelé mouvement *actif* : la volonté met en action les cellules corticales, qui transmettent par le nerf moteur l'énergie au tissu musculaire, lequel met en action le levier osseux dont les deux bras se réunissent au niveau de l'articulation.

Lorsque l'on supprime la volonté et que ce même levier du squelette est mis en mouvement par une force extérieure, le mouvement est dit *passif*.

Le mouvement actif devient dosable lorsqu'il est limité à un muscle ou à un groupe de muscles synergiques ; et le mouvement passif peut se mesurer lorsqu'il est limité à une seule articulation.

Un empirique, le suédois Ling, a le premier eu l'idée d'analyser les mouvements naturels du corps.

En éliminant l'action des antagonistes, il créa les mouvements d'opposition, dans lesquels le travail musculaire est dosé empiriquement par la main d'un aide, laquelle, dans les mouvements passifs, représente aussi la force extérieure qui met en action le levier corporel.

La méthode de Ling simplifiée est encore actuellement le principe de ce que nous appelons le traitement manuel.

*
* *

Un autre suédois, Zander, aussi génial que son compatriote, eut l'idée de remplacer, par un procédé mécanique, l'intervention variable de l'aide gymnaste.

Zander créa la Mécanothérapie, dont l'arsenal se compose d'une grande variété d'engins mécaniques, s'adaptant à tous les mouvements corporels, actifs et passifs.

Les appareils Zander sont classés en deux grands groupes : les appareils actifs et les appareils passifs. Les appareils actifs localisent le travail musculaire à un groupe de muscles synergiques et déterminent ainsi la localisation et la forme du mouvement. Le principe de leur construction est d'accommoder la résistance aux oscillations dynamométriques qui se produisent pendant la contraction musculaire. L'élément mécanique de ces appareils est un levier, dont un bras gradué est chargé d'un poids curseur, qui peut être fixé à un point voulu de l'échelle de graduation ; le levier est adapté de telle façon qu'il reste parallèle au levier naturel du squelette. Il est chargé d'un contrepoids au moyen duquel la résistance varie pendant les différentes phases du travail musculaire, proportionnellement à l'énergie croissante et décroissante du muscle.

Nous produisons ainsi la dépense la plus économique, celle par laquelle tout le travail actif du muscle se transforme en force active ; ce qui se perd en chaleur est limité au frottement des éléments du levier naturel.

* *

Récemment le Pr Herz (de Vienne) a appliqué aux appareils actifs le système métrique ; il a mesuré au dynamomètre le maximum de l'énergie de tous les groupes synergiques de muscles et établi ainsi, à côté de cette valeur absolue, un coefficient d'énergie.

Ces mesures permettent un dosage individuel : qu'il s'agisse d'un malade chez lequel nous voulons limiter la dépense musculaire au tiers du potentiel dont il peut disposer, nous mesurerons au dynamomètre la force du biceps. A côté de l'échelle qui exprime en kilogrammètres la dépense absolue du muscle, Herz a adopté une seconde échelle exprimant le coefficient d'énergie. Ainsi, si cette valeur est, pour le biceps, que nous mesurons, représentée par le chiffre 30, et si nous plaçons tous les appareils actifs au n° 10, nous aurons soumis évidemment le malade à une dépense du tiers de son énergie.

Les travaux de Herz ont motivé la distinction de différentes variétés du mouvement actif : le mouvement actif *simple* se mesure par la résistance que nous opposons aux muscles ; l'action de la cellule corticale est ici momentanée.

Autre est le mouvement de *précision*. Supposons que nous nous imposions un mouvement actif dans une direction déterminée et avec une vitesse constante ; la dépense musculaire sera minime, tandis que toute l'énergie se concentrera dans les centres corticaux. Herz a proposé pour cet exercice le nom de *Selbsthemmungsbewegung*, ce qui signifie que nous opposons, nous-même, un frein au mouvement.

Ces exercices, que nous désignons sous le nom de *mouvement d'auto-inhibition,* sont depuis longtemps appliqués par les frères Schott (de Nauheim) au traitement des maladies du cœur et des vaisseaux.

Les mouvements d'auto-inhibition sont l'effet d'une coordination intentionnée ; la dépense nerveuse domine, plusieurs groupes différents de muscles et différentes articulations participent au mouvement. — Dans le mouvement actif simple, la dépense est musculaire, limitée à un seul groupe de muscles synergiques et à une articulation.

Les mouvements d'inhibition nous permettent de distinguer la lésion idiopathique du cœur des troubles réflexes purement transitoires, distinction importante autant au point de vue du pronostic que pour préciser la thérapeutique qu'il faudra adopter.

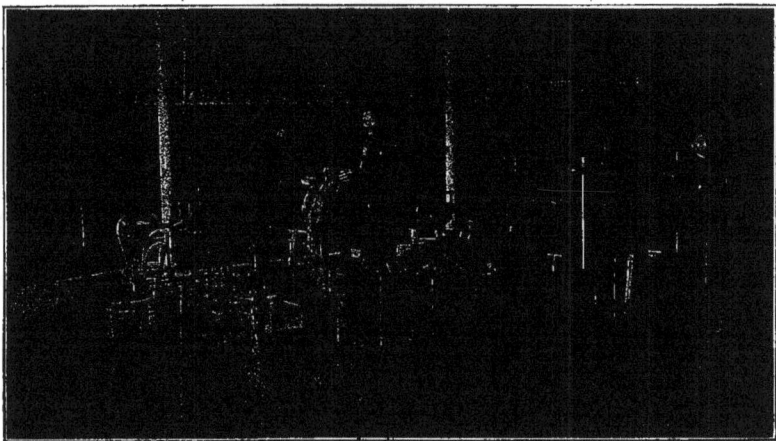

MOUVEMENTS PASSIFS
communiqués au sujet à l'aide de moteurs électriques

Les mouvements d'inhibition mettent en activité les centres corticaux dont l'action émotive se fait sentir sur le rythme cardiaque
et la tension vasculaire. Chez le malade atteint de cardiopathie réflexe,
ils précipitent le pouls, augmentent son arythmie, accentuent les troubles subjectifs ; dans les cardiopathies idiopathiques, ces mêmes mouvements stimulent le] myocarde, relèvent la tension des artères, et
diminuent les troubles subjectifs.

Herz a construit pour ces mouvements d'inhibition des appareils
très ingénieux ; une sonnerie avertit le sujet lorsque la vitesse du
mouvement'est inégale ou dépasse celle qui est exigée; la coordina-
tion est, au début,|facilitée par l'intermédiaire d'une résistance graduée,
qu'on diminue à mesure que s'acquiert l'éducation du mouvement.

*
* *

Une autre variété de mouvements actifs est celle dans lesquels le
mouvement est entretenu par la vitesse acquise, soit au moyen d'un
volant qui emmagasine la force, soit au moyen d'une masse inerte
dont le balancement est entretenu par un fort ressort d'acier. Ces
appareils s'adaptent aux membres autant qu'au tronc et produisent
un mouvement rythmé qui n'exige du malade qu'un minimum d'énergie musculaire et aucune attention cérébrale.

Nous savons que certains mouvements automatiques de la vie
animale, tels que la marche, dépendent des centres subcorticaux :
nous acceptons l'hypothèse d'un antagonisme fonctionnel des différentes couches de l'écorce cérébrale ; l'activité des centres subcorticaux produit une détente dans les centres corticaux.

Les mouvements automatiques, qui ont sur le rythme cardiaque un
effet contraire à celui des mouvements d'inhibition, sont spécialement indiqués dans les cardiopathies réflexes.

Grebner a démontré au moyen du neuramœbomètre que les mouvements automatiques prolongent la durée de la réaction, tandis que
les mouvements d'inhibition la rendent plus prompte.

*
* *

Les appareils passifs visent la forme, l'amplitude, la continuité, et
l'uniformité du mouvement qu'ils provoquent dans une articulation
déterminée ou qu'ils communiquent à une partie du corps ou à sa
totalité. L'effet mécanique est la mobilisation des articulations, l'assou-
plissement des tissus périarticulaires, tendineux et musculaires, l'accélération de la circulation veineuse et lymphatique.

L'arsenal mécanothérapique est complété par une série d'appareils essentiellement passifs, qui produisent différents effets mécaniques, tels que la *friction* des membres, le *tapotement* des différentes parties du corps, la *vibration*.

Parmi ces effets mécaniques qui remplacent souvent avec avantage certains procédés manuels, nous relèverons surtout la vibration. J'ai, le premier, observé l'effet de la vibration sur les vasomoteurs et démontré de quelle façon il est possible de produire à volonté une vasoconstriction ou une vasodilatation. Ainsi la vibration devient un moyen par lequel nous pouvons faire la rééducation des réflexes vasomoteurs.

*
* *

Dans une station où il passe un aussi grand nombre de malades qu'à Vichy, il importe de répondre non seulement aux indications spéciales de la cure thermale, mais aussi d'utiliser toutes les ressources thérapeutiques dont on dispose pour le traitement des affections qui peuvent se présenter. Ainsi, *la scoliose des adolescents, les raideurs articulaires, traumatiques ou constitutionnelles, les impotences musculaires*, sont si facilement susceptibles d'être traitées par la mécanothérapie qu'il est nécessaire que nous précisions de suite les conditions d'application de ce mode de traitement.

I. — SCOLIOSE.

Le traitement fonctionnel de la scoliose habituelle se compose de trois parties distinctes : 1° la mobilisation de l'ankylose vertébrale par le massage en extension forcée (j'ai fait, à cet effet, construire par Mathieu (de Paris) un banc d'extension destiné à la mobilisation intensive et intermittente) ; 2° les exercices d'autocorrection, par lesquels l'enfant apprend à redresser sa déviation et acquiert la notion d'une attitude correcte ; 3° les exercices généraux, dont le seul but est de stimuler la nutrition et de relever l'état général du sujet.

Nous avons presque toujours pu supprimer le corset orthopédique, dont le seul avantage, bien douteux, est de donner aux parents l'espoir et l'illusion d'une correction, mais dont le grand défaut est d'accentuer l'ankylose vertébrale et de produire l'inflexion costale.

Chez l'enfant, l'éducation physique doit être individuelle, c'est-à-dire se conformer aux conditions spéciales que présente le sujet.

Dans une étude sur les troubles de la croissance, nous avons relevé la nécessité des exercices méthodiques, autant dans les retards que dans les excès de croissance.

Dans l'étiologie de la scoliose des adolescents, nous observons fré-

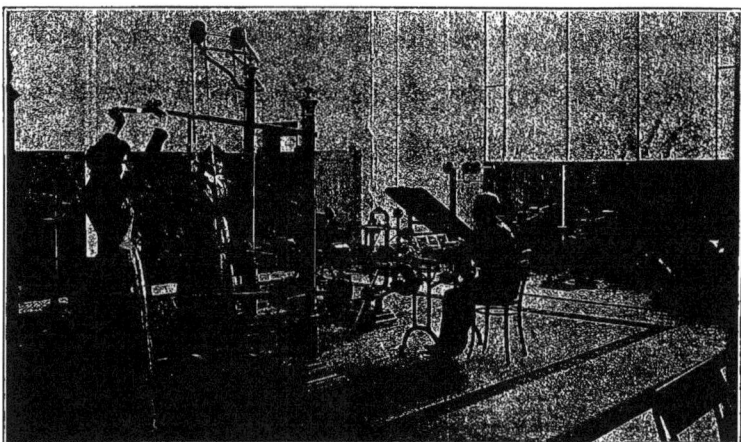

Exercices des membres supérieurs.

quemment une croissance excessive ; ici, un examen judicieux du déséquilibre physiologique mène seul à une thérapeutique rationnelle. Dans les retards de croissance, il importe surtout de porter son attention sur l'étroitesse de la cage thoracique, la chloro-anémie et les fonctions digestives.

Les éléments de la Mécanothérapie sont ici la respiration méthodique, active ou passive ; la mobilisation vertébrale et thoracique ; les exercices actifs, adaptés au potentiel individuel du sujet.

Nous avons soigné, dans notre service de Vichy, 22 enfants, dont 7 atteints de scoliose habituelle ; 5 chez lesquels une attitude scolaire vicieuse avait déjà imprimé une empreinte (ne fût-elle encore que passagère) à la colonne vertébrale ; les autres pour diriger la croissance.

Ce nombre encore restreint prendra à l'avenir une grande extension, parce que l'utilité d'un traitement prophylactique de la diathèse arthritique étant de plus en plus reconnue, la clientèle infantile ne tardera pas à augmenter à Vichy.

II. — Lésions articulaires et musculaires du rhumatisme.
Médecine des Accidents.

La Mécanothérapie et le massage, éléments inséparables de la médication fonctionnelle, constituent le traitement le plus rationnel des lésions articulaires et musculaires, aussitôt que la période aiguë (goutte, rhumatisme articulaire) commence à céder et lorsque nous pouvons exclure toute infection bacillaire.

Si l'articulation est encore douloureuse, nous commençons par un massage manuel, dont la principale manipulation doit être un effleurage doux et continu, intéressant surtout la périphérie de la région atteinte ; pour les mouvements passifs, qui doivent faire suite au massage, les appareils passifs sont supérieurs à tout procédé manuel ; leur régularité et l'extrême précision du mouvement suppriment toute douleur ; ils activent la circulation lymphatique et veineuse, la résorption des exsudats (synovite), et préviennent la rétraction des muscles, tendons et capsules articulaires.

Pour la mobilisation des raideurs, la mécanothérapie dispose d'une variété d'appareils qui s'adaptent à toutes les articulations.

La règle générale, dont il n'est jamais permis de s'écarter, est de limiter l'amplitude du mouvement passif en dessous de celle que l'articulation a encore conservée.

La fibre musculaire s'atrophie aussitôt qu'on lui enlève sa fonction. Dans toutes les lésions traumatiques ou constitutionnelles qui compromettent la fonction normale du muscle, l'atrophie est imminente.

Aux mouvements passifs doivent donc succéder les mouvements actifs ; nous commençons par les appareils automatiques, qui n'exigent qu'un minimum d'énergie musculaire et dans lesquels le mouvement est entretenu par la force acquise.

La médication fonctionnelle est contre-indiquée dans l'arthrite déformante, et l'examen radioscopique est rarement nécessaire pour préciser le diagnostic.

III. —¡OBÉSITÉ.

Parmi les malades pour lesquels la Mécanothérapie et le massage ont été un adjuvant de la cure thermale, les *obèses* ont formé la majorité.

La pathogénie de l'obésité nous fait distinguer une obésité essentielle, se produisant indifféremment dans les deux sexes, à un âge plutôt jeune, en général chez les adolescents, indépendamment de tout régime alimentaire et de toute hygiène.

Les manifestations arthritiques que nous observons chez les ascendants et les collatéraux nous font considérer cette obésité comme de nature arthritique.

La cure de Vichy, répétée et prolongée, est ici l'indication la plus rationnelle. Pour ces adolescents, un sport, tel que le canotage, l'équitation, le tennis, la natation, est, en dehors de la mécanothérapie active, le meilleur exercice physique.

*
* *

Autre est l'obésité tardive, fréquemment une manifestation de l'arthritisme, souvent favorisée par la bonne chère et le manque d'exercice.

Il importe de connaître chez l'obèse : 1° le poids du corps ; 2° les contours thoraciques et abdominaux ; 3° la force dynanométrique du sujet.

Von Noorden a divisé les obèses par rapport à leur poids en trois groupes : les *cas légers*, pesant 5 à 10 kilogs au-dessus de la normale ; les *cas moyens*, la dépassant de 15 à 25 kilos ; et les *cas graves*, chez lesquels l'excès du poids est encore plus grand.

Il me paraît, surtout au point de vue fonctionnel, préférable d'adopter comme mesure de l'obésité le coefficient des contours thoraciques et abdominaux. Mais, tout d'abord, il est indispensable de bien distinguer ce qui a trait à l'homme et à la femme.

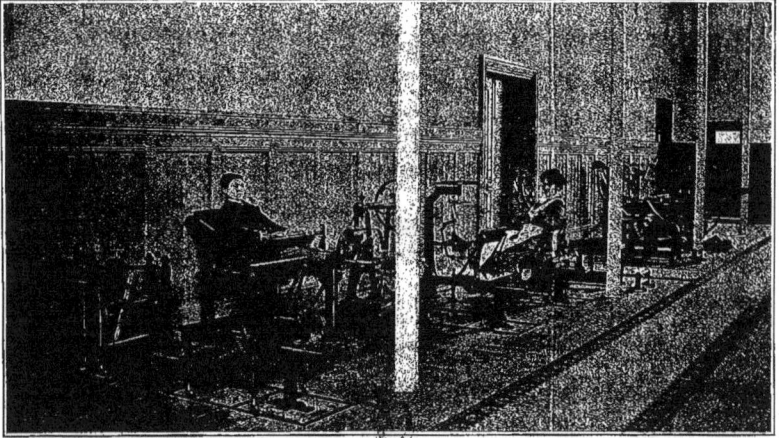

EXERCICES DES MEMBRES INFÉRIEURS.

Chez l'homme normal, le contour thoracique dépasse, à l'état normal, d'environ 10 centimètres le contour ombilical.

Je propose d'exprimer le premier degré de l'obésité de l'homme par l'égalité de ces deux mesures. — Lorsque le contour ombilical dépasse de 10 centimètres le contour thoracique, l'obèse, homme, est presque toujours un malade, chez lequel il existe en général des perturbations fonctionnelles, latentes au repos, mais qui éclatent aussitôt que le sujet précipite ses mouvements.

Lorsque, chez la femme, les formes du corps n'ont encore subi aucun outrage, la mesure de ces mêmes contours donne une même différence ; mais elle est à l'avantage du contour ombilical, qui mesure 10 centimètres de plus que le contour thoracique, pris dans le quatrième espace intercostal.

L'obésité de la femme ne se laisse cependant pas exprimer par ces mêmes mesures ; la paroi abdominale offre chez elle une moindre résistance ; la surcharge graisseuse fait plutôt tomber le ventre, et les dépôts graisseux se tassent par prédilection autour du bassin.

Il est indispensable de mesurer au dynamomètre le coefficient de l'énergie musculaire de l'obèse, lequel, presque toujours, est en dessous de la normale.

Cette mesure nous indique qu'il est nécessaire de limiter la dépense d'énergie et de suivre une progression systématique, pour aboutir à un entraînement méthodique, même chez les obèses indemnes de toute lésion organique.

L'obésité est souvent associée à d'autres anomalies de la nutrition, telles que la diathèse uratique, le diabète, l'artério-sclérose, la dégénérescence graisseuse du myocarde, qui comportent des indications spéciales.

La cure thermale alcaline de Vichy, essentiellement indiquée, trouve, dans la médication fonctionnelle, un complément indispensable.

*
* *

Les malades qui nous ont été adressés avec l'étiquette obésité, se laissent classer en trois groupes.

Le premier vise les mondaines, qui trouvent que leur ligne, trop accusée, ne s'accommode pas avec les goûts esthétiques du jour.

Lorsque Zander construisit ses appareils de tapotement qui produisent une percussion forte et rapide sur une partie quelconque du corps, il ne se doutait pas que le beau sexe lui réserverait une clientèle aussi assidue !

Il est un fait indéniable, que nous n'avons nous-mêmes accepté que forcé par des preuves irrécusables, c'est que le tapotement fait avec l'assiduité et la persévérance que la coquetterie peut seule susciter, fait diminuer les dépôts graisseux, si fréquents autour du bassin féminin.

*
* *

Un autre groupe d'obèses caractérise les gros mangeurs, qui se distinguent par un excellent appétit, une digestion parfaite, et qui, en général, disposent des moyens de satisfaire leurs goûts culinaires.

Ceux-là sont les moins intéressants ; la boulimie est une forme d'aboulie qui n'est susceptible d'une médication sérieuse que lorsque les excès ont entraîné des troubles fonctionnels assez graves pour que le sujet en soit inquiété.

*
* *

Au troisième groupe appartiennent les obèses chez lesquels les effets de la surcharge graisseuse retentissent sur la circulation et la respiration.

Ces malades présentent une symptomatologie pleine d'intérêt ; les résultats du traitement sont éclatants et rapides, et susceptibles d'un contrôle exact.

Observation.

En voici un exemple. Mme I..., âgée de cinquante-deux ans, est une arthritique, habituée fidèle de Vichy, où elle vient depuis douze ans.

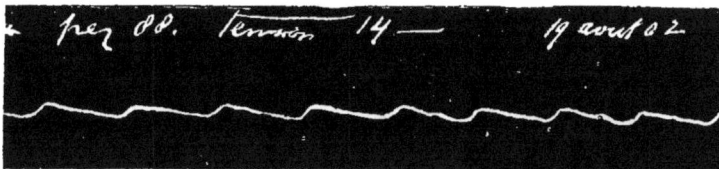

Fig. 1. — Tracé sphygmographique de Mme I..., avant le traitement (Tension 14).

Elle a souffert de coliques hépatiques, lesquelles depuis huit ans n'ont plus reparu ; alors est survenue l'obésité, laquelle, actuellement, rend la malade réellement impotente ; elle se plaint surtout d'essoufflement, de douleurs lombaires, et d'un sentiment général de fatigue. Les chevilles, très enflées le soir, le sont encore le matin au réveil ; il n'existe aucune lésion organique; l'urine ne contient ni sucre, ni albumine.

Le pouls est petit, régulier, mais fréquent (*Fig.* 1); l'artère ne présente pas de résistance anormale; la tonalité des bruits cardiaques est diminuée; la matité cardiaque s'étend au delà du bord droit sternal.

Les tracés sphygmographiques (*Fig.* 1, 2, 3 et 4) parlent par eux-

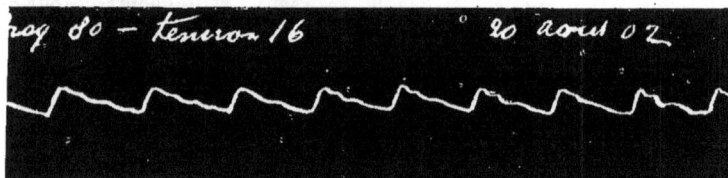

Fig. 2. — Tracé de Mme I.., après le traitement (Tonsion 16).

mêmes et nous disent de quelle façon l'équilibre de la circulation, gravement compromis, est progressivement rétabli.

Il n'est pas inutile d'observer qu'un tracé n'a une signification

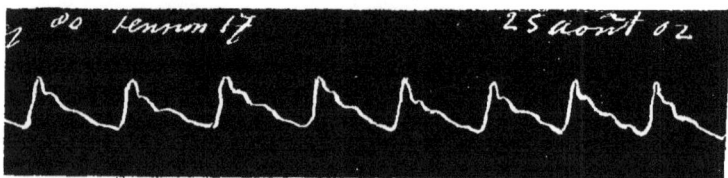

Fig. 3. — Tracé de Mme I.., après le traitement (Tension 17).

pathognomonique que lorsque sa forme concorde avec les mesures données par le sphygmomètre et avec la fréquence du pouls.

Chez cette malade, le premier tracé est presque filiforme, avec hypo-

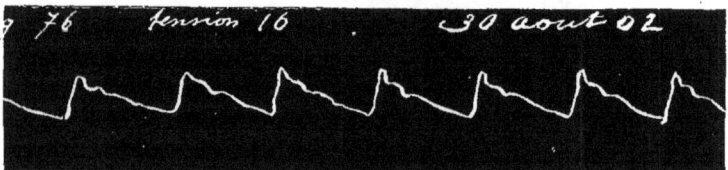

Fig. 4. — Tracé de Mme I.., après le traitement (30 août).

tension artérielle et accélération du pouls; les tracés suivants montrent que les systoles cardiaques deviennent peu à peu plus énergiques; la pression intravasculaire se relève et produit une tension suffisante de la paroi artérielle pour que l'élasticité de cette paroi, réveillée, se dessine dans le graphique ; nous voyons reparaître l'élévation dicrotique et le pouls se ralentit.

Il est visible que le cœur bat plus à l'aise, que l'artère est mieux remplie, et que l'équilibre de la circulation se rétablit ; l'essoufflement a beaucoup diminué, les œdèmes disparaissent et la capacité fonctionnelle du sujet se relève.

*
* *

Pour arriver à ce résultat, il est nécessaire de procéder avec méthode et discernement ; et celui qui grouperait au hasard quelques mouvements actifs et passifs serait certain d'arriver à un mécompte.

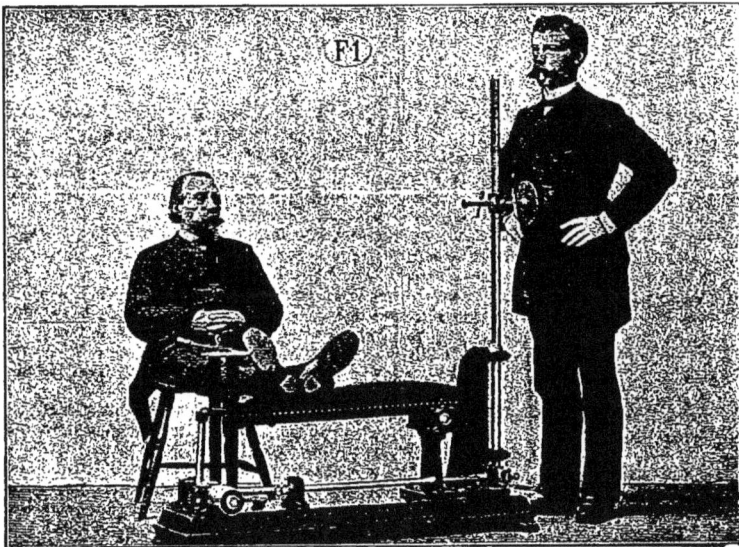

Fig. 5. — Expériences de vibration sur les pieds.

Les éléments du traitement sont :

1° Les mouvements passifs et automatiques ; 2° la vibration des pieds ; 3° La rééducation passive de la respiration ; 4° Les exercices actifs, sous forme de mouvements d'inhibition ; 5° Les exercices actifs simples.

*
* *

1° Les mouvements passifs ont pour but d'activer la circulation de retour, lymphatique et veineuse ; les mouvements automatiques, limités à dessein aux membres inférieurs, calment l'extrême impressionabilité du cœur et des poumons.

Chez ces malades, le moindre effort produit une accélération de la respiration et du pouls, non pas uniquement par effet mécanique, mais surtout parce que le cœur et le poumon réagissent trop promptement à tout influx nerveux, en particulier lorsque celui-ci provient d'un mouvement intentionnel.

Les mouvements automatiques ont pour effet de diminuer cette hyperesthésie des réflexes cardiaques et respiratoires.

2° La vibration des pieds a pour but d'activer la circulation périphérique par la rééducation des réflexes vasomoteurs.

Voici les expér ences que j'ai faites à ce sujet.

Lorsque, assis devant l'appareil vibrateur (*Fig.* 5), nous posons les jambes sur la barre transversale, de telle façon que le point d'appui soit au niveau des chevilles et que les pieds dépassent la barre, la vibration produit une vasodilatation périphérique, qui se manifeste par la chaleur éprouvée aux pieds; si, au contraire, ce sont les talons qui reposent sur la barre trépidante, tandis que nous tenons les genoux légèrement fléchis, il se produit aussi rapidement une vasoconstriction périphérique, se manifestant par une sensation de froid.

Cet effet différent de la vibration s'explique facilement : lorsque les talons dépassent la barre et que le point d'appui est au niveau des chevilles, le poids des pieds contrebalance, dans une certaine mesure, l'effet de la vibration, et il se produit ce que j'appelle une réaction motrice.

Lorsque, au contraire, les talons reposent sur la barre trépidante, les pieds sont soulevés en masse et l'effet mécanique est assez intense pour produire une réaction sensitive.

Cette explication nous paraît la plus plausible, parce que la vasodilatation est toujours synergique avec l'excitation des centres moteurs, tandis que la vasoconstriction se produit simultanément avec celle des centres sensitifs.

Cette réaction différente de la vibration se manifeste mieux encore aux mains.

A la tige verticale de l'appareil s'adapte une double poignée ; lorsque d'une main nous serrons énergiquement l'une de ces poignées, tandis que l'autre main repose au niveau du poignet, la main qui serre pâlit et sent le froid ; la main qui reste inactive rougit et perçoit la chaleur.

La diminution des réflexes vasomoteurs, que nous constatons lorsque la circulation périphérique est ralentie, doit être un effet mécanique et chimique de la stase lymphatique, produisant une anesthésie des

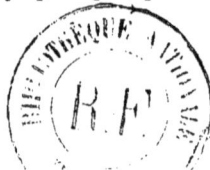

filaments nerveux ; car nous observons qu'aussitôt que les œdèmes disparaissent nous voyons reparaître le réflexe normal.

Les vibrations thérapeutiques durent de 1 à 2 minutes et sont répétées plusieurs fois pendant la même séance.

3° La rééducation de la respiration est un point important dans le traitement de l'obésité, surtout lorsque la pléthore abdominale est accentuée.

L'obèse inspire mal, parce que le diaphragme lutte contre l'hyper-tension intraabdominale

Zander a construit un appareil à respiration passive, par lequel est traduit mécaniquement le procédé bien connu de la méthode manuelle ; cet appareil soulevant surtout les épaules, produit une dilatation de la cage thoracique.

Chez les obèses pléthoriques, nous cherchons surtout à accentuer les mouvements du diaphragme ; la respiration forcée dans une position assise ne leur convient pas ; presque toujours nous constatons chez ces malades une hypotension artérielle ; l'inspiration forcée diminuant encore cette tension, peut, lorsque le malade est assis, provoquer assez facilement l'anémie cérébrale.

Pour ces raisons, j'ai choisi un procédé par lequel ces inconvénients sont évités.

L'appareil que j'ai fait construire (*Fig*. 6) est une chaise longue (1), avec pièce intermédiaire mobile, retenue à un moteur qui lui communique un mouvement de montée et de descente, dont on règle à volonté l'amplitude et la vitesse.

Le plan supérieur sur lequel repose le buste, et le plan inférieur contre lequel s'adaptent les pieds, peuvent être placés dans une inclinaison voulue.

Lorsque le malade est couché sur l'appareil, le soulèvement lent et rythmé du bassin produit, par l'élongation du buste, une inspiration passive. Le diaphragme descend, la pression intra-abdominale augmente ; le vide thoracique provoque un appel circulatoire, intéressant en premier lieu les stases veineuses intra-abdominales, dont la décongestion est facilitée par la déclivité du bassin.

Cet appel si actif du sang veineux vers la cage thoracique ne peut compromettre le ventricule droit, parce qu'il se produit simultanément une expansion des poumons, laquelle diminue l'hypertension qui existe le plus souvent dans l'artère pulmonaire.

(1) Vermeulen. — *Description et emploi d'un lit (banc) de massage avec pièce intermédiaire mobile. — Gaz. méd. de Paris*, 1903, 28 février et 7 mars.

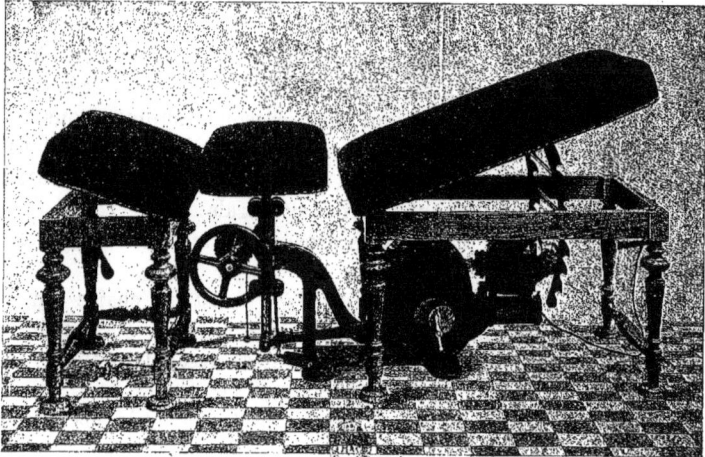

Fig. 6. — Lit de Massage avec pièce intermédiaire mobile.

*
* *

4° Les exercices actifs que nous préférons pour les obèses, sont les exercices d'auto-inhibition, limités aux membres supérieurs ; la dépense musculaire est minime, tandis que la concentration méthodique de l'énergie nerveuse produit par réflexe une systole cardiaque plus énergique.

5° A mesure que l'équilibre de la circulation est rétabli, nous avons recours à des exercices actifs simples, ayant pour but de stimuler la nutrition générale et de relever le coefficient de l'énergie musculaire du malade.

Autant de méthode et de douceur sont nécessaires, lorsque l'obésité produit un déséquilibre fonctionnel qui menace si gravement l'intégrité de la circulation et de la respiration, comme nous le voyons chez la malade dont nous donnons les tracés sphygmographiques (*Fig.* 7, etc.).

*
* *

Dans les formes moins graves, où l'obésité n'est qu'une surcharge graisseuse générale, nous pouvons, dès le début, faire une combinaison d'exercices, ayant pour but d'activer la nutrition ralentie.

Les mouvements de respiration, pour lesquels nous trouvons dans la collection Zander une série d'appareils remarquablement bien compris, les exercices abdominaux actifs et passifs, seront les principaux éléments du traitement. Le poids de l'obèse reste au début stationnaire ; le contour abdominal diminue rapidement et, souvent, nous avons constaté une diminution de 10 à 13 centimètres. Une plus grande aptitude fonctionnelle et le goût de l'exercice sont des bienfaits très appréciables du traitement.

IV. — DIATHÈSE URIQUE (*Arthritisme*).

Peu de sujets atteints de cette affection, malgré leur grande fréquence parmi les baigneurs de Vichy, nous ont encore été adressés avec l'indication de diathèse urique ; la médication fonctionnelle est cependant ici un adjuvant précieux de la cure thermale. Tant qu'il existe une poussée aiguë, le repos est seul indiqué ; mais, lorsque la crise est passée, les mouvements passifs et les exercices automatiques sont d'une grande utilité pour empêcher les raideurs articulaires et tendineuses.

Plus important est ici le traitement prophylactique.

Charcot a fait cette observation intéressante, que les dépôts uratiques se font de préférence dans les membres paralysés. Nous pouvons en conclure que l'activité musculaire est nécessaire aux uratiques ;

mais, chez eux surtout, il importe de procéder avec douceur et méthode, afin d'éviter jusqu'à la possibilité du surmenage.

La symptomatologie des uratiques est des plus variées, et le traitement sera toujours individuel. Du côté de la respiration, nous observons la bronchite chronique et l'emphysème. Du côté de la circulation, les palpitations, l'asthme cardiaque, l'artériosclérose, la dégénérescence du myocarde, les organes de la digestion sont souvent atteints (anorexie, *dilatation*, dyspepsie, constipation ou diarrhée) ; le système nerveux est en souffrance sous forme de céphalalgies, névralgies, nervosisme, ou le plus ordinairement, de dépression générale (*neurasthénie*) ; le diabète et l'obésité sont des altérations de la nutrition souvent secondaires à la diathèse.

V. — DIABÈTE.

Ceci nous amène au traitement mécanique du diabète, l'une des plus anciennes applications de la Mécanothérapie. Zander en fait mention dans ses premières publications ; et, parmi les malades qui fréquentent l'Institut de Mécanothérapie de Carlsbad, les diabétiques sont en majorité.

L'utilité de l'exercice et le danger du surmenage sont déjà des éléments qui font facilement accepter l'opportunité, pour le diabétique, d'une « gymnastique de douceur et de précision (HUCHARD) ».

Depuis que nous pouvons doser en kilogrammètres la somme du travail, et répartir celui-ci sur tous les groupes musculaires, d'après le coefficient d'énergie spécifique à chaque groupe, il est possible d'arriver à la période d'entraînement en évitant les inconvénients du surmenage.

Il est des diabétiques chez lesquels il peut être utile de solliciter une somme d'exercices suffisante pour brûler le sucre en circulation ; mais nous considérons cette indication comme exceptionnelle, et limitons en général la dépense musculaire beaucoup en dessous du coefficient d'énergie individuel du sujet.

Pour que la glycosurie diminue par l'effet même des exercices, ceux-ci doivent être si énergiques qu'ils produisent inévitablement la fatigue, et il est bien rare que l'état général du diabétique rende cette méthode inoffensive.

L'effet brillant et rapide des eaux alcalines de Vichy justifie la fréquence de l'origine hépatique du diabète et tout traitement externe, jugé opportun comme adjuvant de la cure thermale, ne peut avoir d'autre prétention que de stimuler l'état général.

*
* *

Dans la glycosurie qui accompagne certaines névropathies, l'obésité

et la diathèse urique, on retrouvera presque toujours l'origine hépatique : la mécanothérapie s'adaptera à la symptomatologie spéciale
de chaque cas.

Nous avons constaté, au moyen de l'appareil vibrateur et suivant la
méthode que nous avons décrite, que, chez la plupart des diabétiques
et, en particulier, lorsque la glycosurie est importante, les réflexes
vasomoteurs ont diminué. Cette influence du diabète sur les réflexes
est connue en ce qui concerne le réflexe génital.

Le foie, siège organique de l'altération de la nutrition qui provoque
la glycosurie, est un organe érectile, et il est rationnel de supposer que
le ralentissement des réflexes vasomoteurs existe aussi bien dans le
foie qu'ailleurs.

Ces troubles de l'innervation, que nous observons parallèlement
avec certains troubles moteurs, tels que la diminution du potentiel
musculaire, nous paraissent être un phénomène d'auto-intoxication.
Ainsi se justifient les exercices adaptés au potentiel individuel du
malade et le massage abdominal, dont l'action diurétique est incon-
testée (BUM, CAUTRU, LEMARINEL). Les vibrations méthodiques entrent
pour une large part dans la formule mécanique que nous adoptons
pour le diabétique, et nous avons toujours observé que les réflexes vasomoteurs se rétablissent rapidement.

*
* *

VI. — TROUBLES DE L'APPAREIL DIGESTIF.

Les agents physiques qui s'adaptent le mieux aux troubles fonctionnels de l'appareil digestif sont le massage et l'exercice méthodique.

La technique du massage abdominal doit être raisonnée et variée
suivant les indications individuelles du malade. C'est une variété de
manipulations précises, qui exigent un diagnostic exact des lésions ou
des troubles fonctionnels des organes de la digestion.

Nous avons déjà fait mention de l'appareil que nous utilisons pour
la respiration passive ; cette chaise longue (*Fig.* 6), dont une partie
mobile soulève dans un rythme et avec une amplitude voulue le
bassin du malade, nous sert de banc de massage.

Ce procédé présente de grands avantages : le soulèvement passif et
rythmé du bassin produit une détente de la paroi abdominale et rend
ainsi facilement palpables les viscères, lesquels durant le mouvement
se présentent à la main de l'opérateur ; l'inspiration prolongée et rythmée, qui est le résultat de l'élongation du buste, est une aspiration thoracique aux dépens de la circulation abdominale, produisant la décongestion de tous les viscères abdominaux.

La pression intraabdominale est la résultante de deux forces différentes : la première produite par le poids des viscères, la seconde, par
la tension intraviscérale. L'appareil que j'ai décrit plus haut (*Fig.* 6),
est un banc antiptosique, appelé à rendre dans la technique du massage
les mêmes services que la table de Trendelenburg a rendus dans la
technique chirurgicale (1).

La Mécanothérapie dispose d'une variété d'appareils actifs et passifs
pour les différents mouvements abdominaux. Lorsqu'on étudie atten-
tivement le système Zander, on est émerveillé de la suite dans les
idées que révèle le génie créateur de cet homme ; commençant
par les mouvements les plus simples, il est arrivé progressivement
aux mouvements combinés.

Les mouvements abdominaux passifs sont des bercements rythmés
(E⁷), des compressions méthodiques (D¹), des mouvements d'assouplis-
sement (D²), qui, tous, tendent à diminuer la pression intraabdominale, à activer la motricité des viscères et la circulation abdominale.

Les appareils actifs ont pour but de reconstruire la musculature
abdominale par l'exercice méthodique et progressif des différents
groupes de muscles. On entrevoit facilement les indications variées
auxquelles la Mécanothérapie répond dans les maladies des organes
digestifs ; il est inutile de dire qu'il est nécessaire de procéder avec
beaucoup de discernement ; les exercices méthodiques ne constituent
un élément thérapeutique, que par une combinaison raisonnée, par le
groupement d'un ensemble d'exercices et de mouvements, qui s'adapte
à la variété clinique du malade.

*
**

VII. — ACCIDENTS CARDIAQUES.

Parmi les malades de Vichy, il est une série qui nous intéresse tout
spécialement : ce sont ceux qui, atteints de troubles gastro-hépatiques,
présentent des accidents cardiaques.

Nous distinguons deux catégories de faits, absolument différents :

1º Ceux qui se manifestent par une simple perturbation du rythme
cardiaque, avec sensations plus ou moins pénibles ; 2º ceux dans
lesquels prédomine l'insuffisance respiratoire et la dilatation du cœur.

Les premiers sont : les palpitations, les intermittences et les faux pas
du cœur, la douleur précordiale, s'irradiant quelquefois dans l'épaule
et le bras gauche ; ces accidents réflexes sont considérés comme résul-

---

(1) Ce banc de massage est construit par M. Göransson, Mekaniska Verkstad,
Stockholm, le constructeur des appareils Zander (*Fig.* 6).

tant d'une influence inhibitoire agissant sur le centre du pneumogas-
trique et entravant l'action phrénatrice que ce nerf exerce sur les
mouvements du cœur.

Quant aux autres, qui se manifestent par une gêne respiratoire,
allant quelquefois jusqu'au sentiment de l'oppression, par une
dilatation des cavités droites que révèle la matité débordant le bord
droit du sternum et *l'accentuation du claquement de l'artère pulmonaire,* ils sont dus à un spasme des capillaires du poumon, aug-
mentant la tension dans l'artère pulmonaire et produisant ainsi la
dilatation du ventricule droit (POTAIN).

Ces troubles cardiaques, qui sont liés aux affections gastro-hépatiques, peuvent disparaître par une médication rationnelle, dont les éléments seront la cure thermale alcaline de Vichy et un régime appro-
prié. La Mécanothérapie est ici un adjuvant précieux de la cure thermale ; les mouvements automatiques ont une action sédative sur les
réflexes cardiaques ; la respiration méthodique, passive, diminue la
tension dans le réseau pulmonaire, les vibrations du cœur et de la
périphérie activant la circulation ; enfin, le massage abdominal, combiné
avec la gymnastique passive du diaphragme, décongestionne les viscères abdominaux et produit la sédation des réflexes du sympathique.

Observation.

Les *Figures* 7, 8, et 9 reproduisent le tracé sphygmographique d'un
malade atteint de *nervosisme cardiaque,* d'origine hépatique.

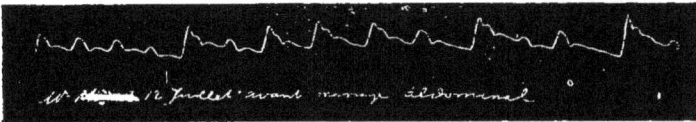

Fig. 7. — Tracé du pouls dans un cas de nervosisme cardiaque d'origine hépatique. —
Avant le traitement.

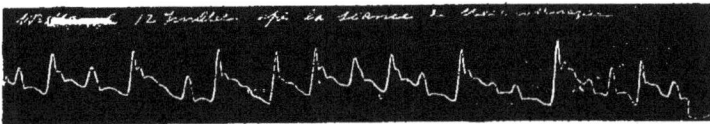

Fig. 8. — Tracé du pouls. — Après une séance de Mécanothérapie.

Le premier tracé a été pris un peu, avant le traitement (*Fig.* 7) ; il
n'est pas possible de compter le pouls. La tension est réduite à son
minimum. Il n'existe pas, ou peu de systole complète ou suffisante
pour procurer une tension normale de l'artère.

Le second tracé (*Fig.* 8) a été pris immédiatement après la séance
de Mécanothérapie. La différence est manifeste ; elle est même écla-
tante sous tous les rapports.

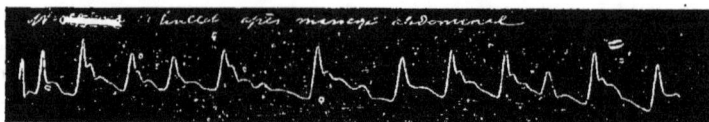

Fig. 9. — Nervosisme cardiaque d'origine hépatique. — Après une séance de Mécanothérapie
et de massage abdominal.

Le troisième tracé (*Fig.* 9) donne un résultat meilleur encore ; il a
été pris après une séance de massage abdominal, faite à la suite de la
séance de Mécanothérapie.

Observation.

Les *Fig.* 10 et 11 représentent les courbes sphygmographiques
d'un sujet atteint *d'insuffisance mitrale*, que nous avons soigné
à Vichy. Il s'agit d'un sujet qui a joui pendant vingt ans d'une santé
excellente, malgré une endocardite, suite de rhumatisme articulaire
aigu, ayant occasionné cette affection cardiaque. L'arthritisme se
manifestait alors par des accès de goutte, provoquant des troubles
fonctionnels de la circulation.

Comme on le voit sur la *Fig.* 10, il existe de l'hypotension artérielle (obliquité de la ligne ascendante ; pas de dichrotisme). Après
une seule séance de Mécanothérapie suivie d'un massage abdominal,
on obtient une modification notable dans le pouls (*Fig.* 11) : jet arté-
riel meilleur (ligne ascendante presque perpendiculaire ; sommet plus
aigu ; dichrotisme marqué).

L'équilibre de la circulation se rétablit vite ; et le malade, médecin
lui-même, est émerveillé du résultat obtenu.

Observation.

Dans un cas *d'artério-sclérose*, chez un vieillard de quatre-vingts
ans, nous avons obtenu aussi un bon résultat. Comme le montre la
Figure 12, il existe chez ce malade une *hypotension vasculaire*
marquée : ligne ascendante oblique et courte, sommet en plateau ; pas
de dichrotisme, ni de vibration de la paroi ; pouls à 65 par minute.

Après une seule séance de Mécanothérapie, on obtient, le jour même,
une modification notable (*Fig.* 13) ; le pouls tombe à 52 pulsations et

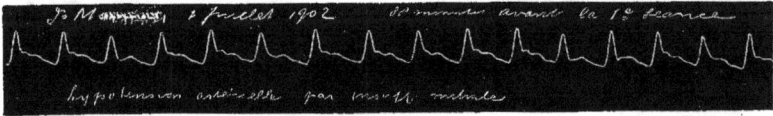

Fig. 10. — Insuffisance mitrale. — *Avant* l'emploi de la Mécanothérapie (Artère radiale).

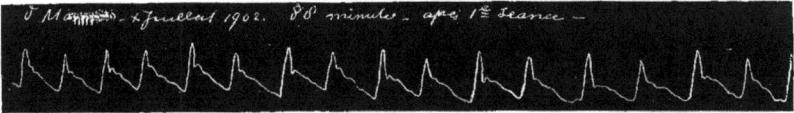

Fig. 11. — Insuffisance mitrale. — *Après* une séance de la Mécanothérapie (Artère radiale).

la tension se relève (ligne ascendante perpendiculaire, accroche dicrotique, vibrations de la paroi) ; et le lendemain (*Fig.* 14), 6 juillet, sans

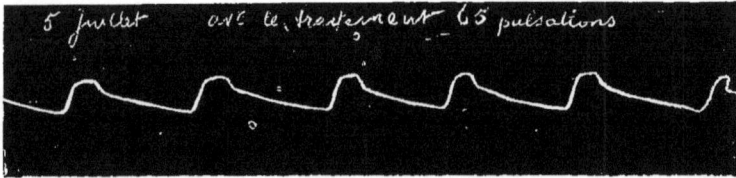

Fig. 12. — Artérosclérose chez un homme de 80 ans. — Hypotension intra-vasculaire.

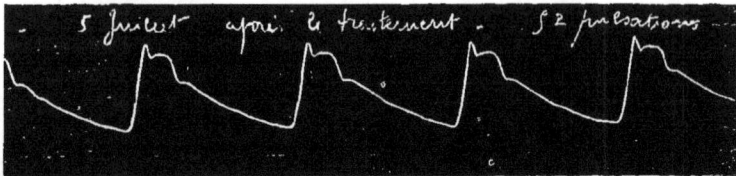

Fig. 13. — Artériosclérose. — Etat du pouls *après* la première séance de Mécanothérapie

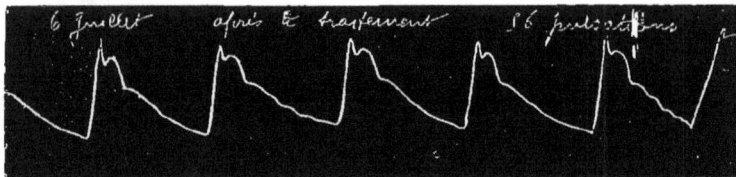

Fig. 14. — Artériosclérose. — Etat du pouls le *lendemain* de la première séance de Mécanothérapie.

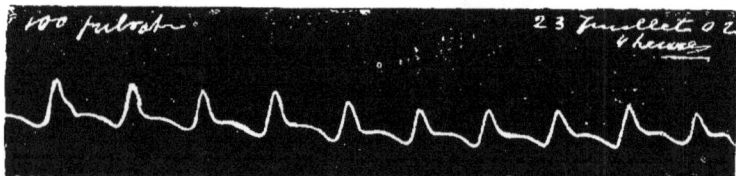

Fig. 15. — Pouls de M. de K .. — Hypotension du système aortique (Artère radiale).

nouvelle séance, l'état demeure à peu près le même : ce qui est un indice de la persistance des bienfaits du traitement.

* *

Observation.

Les tracés ci-joints (*Fig.* 15, 16, 17, 18 et 19) sont relatifs à un *hépatique*, dont les troubles réflexes du côté de la circulation consistent en

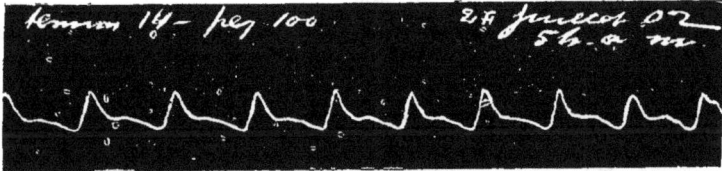

Fig. 16. — Pouls en hypotension (M. de K..).

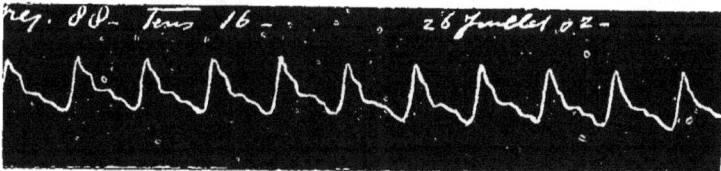

Fig. 17. — Amélioration du pouls en hypotension de M. de K..

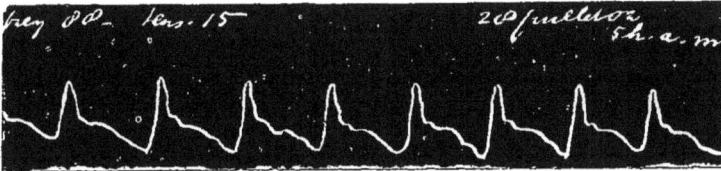

Fig. 18. — Amélioration très notable (Vibration de la paroi).

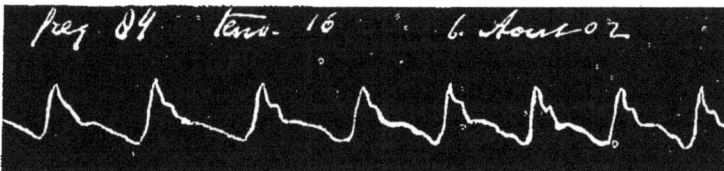

Fig. 19. — Pouls très amélioré. — Dichrotisme reparu.

un spasme des capilaires du poumon, produisant, comme symptôme subjectif, l'essoufflement et la sensation d'oppression, comme symptômes objectifs, la dilatation des cavités droites, la matité parasternale, l'accentuation du claquement pulmonaire. Tant qu'il existe une hypertension dans le réseau pulmonaire, nous constatons une hypotension dans le réseau aortique ; et, dans la succession des tracés, on voit facilement le rétablissement de l'équilibre de la circulation.

．．

Dans le traitement des troubles de la circulation, les *exercices actifs* doivent être donnés d'une façon toute spéciale. Or, il existe dans l'arsenal de la Mécanothérapie, tel qu'il a été créé par le Dr Zander, pour chaque groupe de muscles synergiques, un appareil spécial, construit sur le principe du levier. Les appareils B^8, B^4, B^9, A^{11}, A^3 et C^9 se prêtent à cette combinaison, nécessaire pour permettre de régler le rythme du mouvement sur le rythme respiratoire.

La respiration méthodique joue un rôle prépondérant dans le traitement des maladies du cœur et des vaisseaux. Ainsi, la respiration doit non seulement être régulière, lente et profonde, mais l'inspiration doit toujours coïncider avec la période active du mouvement, l'expiration, avec la période passive.

Les exercices par lesquels nous visons plus spécialement une inspiration passive font seuls exception à cette règle, qui est basée sur le fait que les effets physiologiques de l'inspiration et de la contraction musculaire sur la circulation sont parallèles.

Le muscle qui travaille donne passage à une quantité de sang beaucoup plus grande par l'effet direct d'une vaso-dilatation qui coïncide toujours avec l'excitation des fibres motrices ; cette accélération de la circulation artérielle n'est durable qu'à la condition que la circulation veineuse devienne à son tour plus active : ce qui se produit par l'effet mécanique de la contraction musculaire sur les veines. D'autre part, pendant l'inspiration, il se produit une vaso-dilatation périphérique, et le vide thoracique provoque un appel du sang veineux, qui peut se déverser dans le réseau pulmonaire en pleine expansion.

Les *mouvements passifs* et les exercices activo-passifs, trait d'union entre les deux groupes, activent la circulation veineuse et produisent une détente dans la tension musculaire ; ils ont, par leur rythme et leur régularité, une action sédative sur les centres vasomoteurs (éréthisme cardio-vasculaire).

La *respiration méthodique* est d'une grande importance dans le traitement des maladies du cœur et des vaisseaux.

Les appareils A^3, A^4, A^5, A^6, E^6, E^7, E^8 forment un ensemble dans lequel il importe de choisir les mouvements actifs et passifs pour obtenir :

1° Une mobilisation de la cage thoracique ;

2° Un entraînement des muscles qui président à la respiration ;

3° Une respiration active ou passive, dans laquelle nous pouvons accentuer, d'après les indications individuelles du malade, tantôt l'effet de l'inspiration, tantôt celui de l'expiration.

*
* *

La *vibration* bien dosée et bien rythmée, appliquée directement contre la région précordiale, est un stimulant énergique du myocarde ; appliquée aux extrémités, la vibration produit la rééducation des centres vasomoteurs ; dans le traitement mécanique du diabète, nous avons décrit les diverses applications et les effets de la vibration.

Le *Massage abdominal*, que nous avons toujours appliqué dans le traitement des cardiopathies, est actuellement adopté par tous les cliniciens qui ont traité de la médication des troubles de la circulation par les agents physiques.

En France, HUCHARD, dans une communication à l'Académie de Médecine du 12 juillet 1898, a présenté ses conclusions, basées sur les observations très concluantes, faites par son élève, le Dr CAUTRU, au service de l'Hôpital Necker.

Le massage abdominal *régularise la pression sanguine*; il amène la *décongestion veineuse* de tous les organes du ventre et, par conséquent, du rein, dans lequel la circulation sera plus facile et mécaniquement augmentée.

Dans les affections cardiaques, le massage abdominal, combiné avec un massage général, en rétablissant heureusement la circulation, soulage le myocarde altéré qui, avec moins d'efforts, fait plus de besogne.

La pratique du massage abdominal, dans les maladies du cœur et des vaisseaux, est simple et facile ; elle exige avant tout un contrôle minutieux des réactions cardio-vasculaires.

Au début, les manipulations seront douces, régulières, sans jamais produire une réaction de la ceinture musculaire, et provoquant par des bercements réguliers et allongés une détente abdominale.

Il est nécessaire de surveiller la respiration du malade et de provoquer graduellement un rythme respiratoire lent, régulier et profond.

CONCLUSIONS.

Telles sont les indications de la Mécanothérapie comme traitement adjuvant de la cure thermale de Vichy.

Chaque année, la plupart des villes d'eaux voient augmenter le nombre de leurs visiteurs ; et, parmi toutes, autant en France qu'à l'étranger, Vichy tient toujours la tête. D'où provient donc cette progression constante du nombre de malades qui s'orientent vers les stations thermales ?

La Physiologie, par laquelle nous avons appris à connaître le lien qui rattache la structure anatomique de l'organe à sa fonction, et la Chimie biologique, qui nous apprend à exprimer, par une mesure, autant les manifestations physiologiques de la vie organique que les altérations pathologiques, sont devenues la base d'une thérapeutique fonctionnelle, qui a trouvé dans les eaux thermales naturelles et dans les agents physiques ses principaux éléments ; aussi le voile mystique qui entourait l'action médicatrice des eaux thermales s'est-il éclairci. Les indications de cette médication sont devenues plus précises ; et nous avons surtout reconnu de quelle importance devient le traitement thermal comme prophylaxie de la diathèse.

L'Hygiène est la plus belle émanation de l'art de guérir, parce qu'elle est la science de prévenir le mal. Il importe de distinguer une hygiène sociale et une hygiène individuelle : la première combattant le mal qui vient du dehors ; la seconde, celui qui se cultive en soi-même.

La vie est devenue une course folle au poteau ; tous se bousculent, se précipitent vers le but à atteindre, qu'il soit le plaisir, l'or, la gloire ou les honneurs. Mais, lorsque, pendant une année, on a été dans la mêlée, le bon sens ou la nécessité arrête les coureurs. C'est le moment de chercher l'endroit où, à l'abri des soucis, on trouve réunis le repos, les distractions, une hygiène rationnelle et la médication nécessaire pour réparer les atteintes portées à sa santé.

Cet ensemble ne se trouve que dans quelques grandes stations thermales, qui, favorisées par des richesses naturelles, ont pu s'organiser conformément aux nouvelles exigences sociales ; et c'est ainsi que nous trouvons dans les villes d'eaux, non seulement les malades qui viennent y chercher une médication spécifique, mais un grand nombre de surmenés de la vie, qui, conscients des dangers dont ils sont menacés, y viennent pour prévenir le mal qui les menace et jouir d'un repos qui leur est nécessaire.

Le nombre des personnes qui font chaque année un séjour à Vichy dépasse de bien loin celui de tout autre station thermale, parce qu'en dehors des éléments incomparables de sa médication thermale, l'organisation, que nous appelons *complémentaire de la cure,* y est faite avec une richesse et un luxe inaccessibles aux autres rivales. Le nouvel Établissement thermal de Vichy est le plus vaste et le mieux organisé de tous ceux qui existent. Tous les éléments de la médication par les agents physiques y sont réunis. Parmi ceux-ci, l'Hydrothérapie et la Mécanothérapie occupent le premier rang, puisque, combinés au traitement thermal, ils constituent la meilleure sauvegarde des arthritiques.

Dans la séméiologie de cette diathèse essentiellement héréditaire, rarement acquise, le processus congestif, dépendant d'un ralentissement de la circulation, constitue l'élément le plus important, à côté duquel nous observons les manifestations d'une diminution de l'activité de la nutrition.

L'effet général des eaux thermales de Vichy, essentiellement digestives, est de stimuler la vitalité des cellules glandulaires, d'alcaliniser les humeurs, et d'activer les sécrétions. Autant les eaux thermales de Vichy constituent le remède spécifique de la plupart des manifestations de l'arthritisme, autant elles deviennent la véritable prophylaxie de cette diathèse, lorsqu'elles sont combinées avec le traitement par les agents physiques, parmi lesquels la Mécanothérapie et l'Hydrothérapie, stimulants essentiels de la circulation et de la nutrition, sont les plus efficaces.

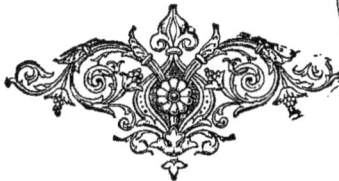

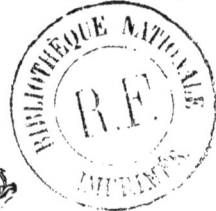

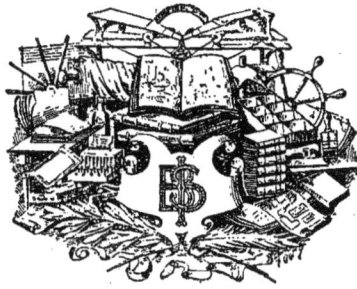

www.ingramcontent.com/pod-product-compliance
Lightning Source LLC
Chambersburg PA
CBHW071429200326
41520CB00014B/3625